A mon cher Cousin

Souvenir affectueux

Dr Chapuy

Fresnay-sur-Sarthe.

Td 104
13

Dʳ E. CHAPUS

de la Faculté de Médecine de Paris

Ancien Interne des Hôpitaux de Nantes

Lauréat de l'École de Médecine

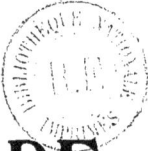

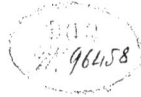

✳

96458

DE L'ADÉNIE

✳

PARIS

JOUVE & BOYER

15, Rue Racine, 15

—

1899

A MA FIANCÉE

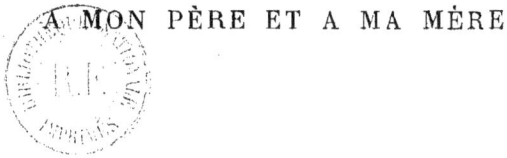

A MON PÈRE ET A MA MÈRE

A MES FRÈRES

A MES PARENTS

A MES AMIS

Chapus   1

A MES MAITRES

MM. LES PROFESSEURS DE L'ÉCOLE DE MÉDECINE
DE NANTES

MM. LES MÉDECINS ET CHIRURGIENS
DES HOPITAUX DE NANTES

A MON PRÉSIDENT DE THÈSE

M. LE PROFESSEUR POTAIN

Médecin des hôpitaux
Membre de l'Académie des sciences et de l'Académie de médecine
Commandeur de la Légion d'honneur

AVANT-PROPOS

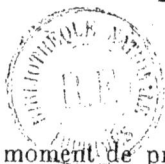

Au moment de présenter à nos juges ce modeste travail, nous sommes heureux d'apporter ici nos remercie-
ments sincères à ceux dont les sages leçons ont guidé
nos études médicales. Nous remercions particulièrement
MM. les médecins et les chirurgiens des hôpitaux de
Nantes dont nous avons eu l'honneur d'être l'interne.
Que MM. Hervouët, Guillemet, Heurtaux, Pérochaud,
Vignard, Crimail et Bertin soient assurés de notre entière
gratitude pour la grande bienveillance qu'ils nous ont
toujours témoignée.

Nous devons un hommage tout spécial à M. le docteur
Joüon qui a dirigé nos premiers pas dans l'étude de la
Clinique et nous a continuellement aidé de ses bons con-
seils. C'est avec bonheur que nous venons ici acquitter
cette dette de reconnaissance.

Nous prions M. le Professeur Potain de bien vouloir
agréer l'expression de notre entier dévouement et de
notre respectueuse gratitude pour l'honneur qu'il nous fait
en acceptant la présidence de notre thèse.

DE L'ADÉNIE

Dans tous les temps, dit Trousseau, les médecins se sont préoccupés des engorgements, ou comme on disait autrefois de l'obstruction des viscères ; ainsi les anciens auteurs, dans l'étude des cachexies, accordaient une grande importance aux obstructions de la rate et du foie.

Depuis les travaux de Sydenham, de Morton et de Torti sur l'infection palustre, on a toujours recherché avec soin quelle pouvait être la part de cette infection dans l'hypertrophie de ces organes.

L'anémie, l'état cachectique, qui accompagnent ces engorgements viscéraux, avaient conduit à penser que la constitution du sang était profondément modifiée; l'altération des éléments du liquide sanguin avait été soupçonnée mais non démontrée ; aussi vous vous rappelez avec quel intérêt furent accueillis les travaux de Bennett et Virchow sur une maladie nouvelle, la leucémie, qui suivant eux était la conséquence de l'hypertrophie de la rate, du foie ou des ganglions lymphatiques ; cependant de nombreux faits ont établi, que l'engorgement hépatique, splénique et ganglionnaire pouvait exister sans mo-

dification du nombre des globules blancs et des globulins ; et de plus les savantes recherches de Ch. Robin
ont démontré que les globules blancs et les globulins pou-
vaient être en excès dans le sang, bien qu'il n'y eût aucune hypertrophie viscérale ou ganglionnaire. Enfin cette
hypergenèse des leucocytes peut être rencontrée dans
des états morbides indépendants de tout engorgement
viscéral et même dans des états physiologiques (gros-
sesse, lactation, digestion). On savait depuis longtemps
que l'hypertrophie de la rate et du foie n'avait point pour
conséquence obligée l'hypergenèse des leucocytes ; l'observation clinique ne devait pas tarder à mettre hors de
doute que l'hypertrophie ganglionnaire pouvait aussi exister sans augmenter le nombre des globulins : c'est l'adénie de Trousseau Bonfils.

DÉFINITION

Cette adénie est une maladie caractérisée anatomique
ment par l'hyperplasie et la néoformation de tissu lymphatique pouvant se produire soit au niveau des ganglions lymphatiques soit au niveau de la rate, de la
moelle osseuse, des amygdales, de l'intestin, du testicule
et de la peau, et cliniquement par l'état absolument normal du sang, au moins au début,

HISTORIQUE

Hodgkin avait signalé en 1832 l'hypertrophie ganglionnaire généralisée idiopathique, coïncidant avec la tuméfaction de la rate dans laquelle il avait décrit la formation de noyaux ganglionnaires.

On crut devoir faire rentrer cette maladie dans la leucémie lorsque Virchow eut montré l'augmentation considérable de globules blancs dans le sang. Les observations ultérieures montrèrent que les lésions de la leucémie peuvent exister sans que pour cela les malades présentent la leucocytose qui la caractérise. En sorte que rien ne prouve que l'observation de Hogdkin soit un fait d'adénie plutôt que de leucocythémie.

En réalité c'est Bonfils qui en a donné la première description synthétique.

Les observations très probantes de Nélaton, Laugier, Wunderlich, Leudet, Cossy, Potain, Laboulbène permirent à Trousseau et Bonfils de donner une première description clinique de la maladie sous le nom d'adénie ; un peu plus t rd Wunderlich à l'occasion d'un fait nouveau reprit la description de la maladie sous le nom de pseudo-leucémie.

Grâce aux observations de Hérard, de Cohnheim, de

Féréol, d'Isambert, de Cornil, aux travaux de Jaccoud, de Demange, de Trelat, de Debove, de Ciocq, de Barbier de Vires on possède au moins au point de vue clinique une notion satisfaisante de la maladie dont la nature est malheureusement encore loin d'être connue, comme le prouve sa trop riche synonymie. Il suffit de se reporter aux différentes appellations de la maladie pour voir combien sa pathogénie est encore peu élucidée bien que dans ces derniers temps on ait plutôt tendance à en faire une maladie particulière d'origine infectieuse.

D'abord appelée Adénie puis maladie de Hogdkin, elle prit plus tard le nom de Pseudo-leucémie (Wunderlich), de lymphosarcome malin, d'anémie lymphatique (Wilks), d'anémie splénique (Griesinger).

Aujourd'hui deux opinions contraires se sont fait jour; dans l'une l'adénie est une maladie autonome, particulière n'ayant que pas ou peu de rapports ou du moins des rapports très éloignés avec la leucocythémie; c'est l'adénie maladie primitive d'origine infectieuse pouvant être rapprochée du lymphadénome ou du lymphosarcome.

D'après l'autre opinion, l'adénie n'est pas une maladie autonome, ayant une existence propre; elle n'est qu'une manière d'être d'une véritable diathèse dite diathèse lymphogène.

Nous n'avons pas à insister ici sur ce point; nous l'étudierons plus complètement quand nous aborderons la nature de cette maladie.

ANATOMIE PATHOLOGIQUE

L'anatomie pathologique de l'adénie est assez compliquée.

Ces altérations peuvent porter sur différents organes (ganglions, rate, amygdales, foie, intestin, peau, testicule, etc.)

Le substratum anatomo-pathologique de la lymphadénie est la production anormale de tissu lymphoïde, adénoïde ou réticulé de Hiss.

Le plus souvent le tissu adénoïde néoformé est *typique* c'est-à-dire modelé sur le type du tissu adénoïde normal tel que celui qui, par exemple, entre dans la constitution des ganglions lymphatiques ; il est alors formé d'un très mince réticulum formé de fibrilles conjonctives très fines, renfermant dans ses mailles de petites cellules rondes à gros noyau (leucocytes de la 1ere variété de Hayem) : le réticulum n'apparaît pas de prime abord et il est nécessaire de chasser mécaniquement par le pinceau les éléments cellulaires qu'il contient pour le mettre en évidence.

Les productions lymphadéniques sont parcourues par des vaisseaux qui possèdent des parois propres sur lesquelles s'insèrent comme dans les ganglions les mailles du réticulum.

Le tissu adénoïde, d'autre part, peut devenir *métatypique*, c'est-à-dire que dérivé du tissu lymphoïde il s'éloigne de son type histologique ; dans ces cas là les fibrilles du réticulum sont plus trappues et les éléments cellulaires plus volumineux et moins réguliers.

Qu'il s'agisse d'une hyperplasie (lésion siégeant dans un organe contenant normalement du tissu lymphoïde) ou d'une néoformation (lésion siégeant dans un organe ne contenant pas normalement de tissu lymphoïde) le processus intime reste le même ; dans le dernier cas les lésions débutent par l'accumulation de cellules rondes, la formation du réticulum est secondaire (Ranvier).

On a proposé de désigner sous le nom de lymphome ou de lymphadénome les productions constituées par du tissu lmyphoïde pur et celle de lymphosarcome pour les productions formées par du tissu lymphoïde modifié.

Le tissu lymphoïde une fois constitué demeure presque toujours vivace ou rétrocède, il peut se détruire et s'éliminer, (à la suite d'oblitération vasculaire (Ranvier).

Ainsi donc la première chose qui se produit chez un lymphadénique, c'est soit l'hyperplasie, soit la néoformation de tissu lymphoïde ; voyons maintenant quelles sont les altérations produites dans les organes par ces modifications du tissu lymphoïde.

GANGLIONS

De tous les organes, les plus fréquemment atteints sont les ganglions lymphatiques.

Ces ganglions peuvent se présenter sous différents aspects :

Tantôt ils sont petits, durs, blanchâtres, peu vascularirisés et ne donnant pas de suc au raclage.

Tantôt ils sont de moyenne grosseur mous, jaunâtres, modérément vascularisés donnant par le raclage un suc laiteux blanchâtre miscible à l'eau.

Tantôt ils sont gros, volumineux, pouvant acquérir parfois un volume très considérable (œuf de poule). Bonfils a rapporté une observation dans laquelle ces ganglions atteignaient le poids de 2,250 grammes ; ces gros ganglions sont mous, rougeâtres à suc abondant.

L'aspect extérieur de ces ganglions est variable ainsi que nous venons de le voir ; il faut noter qu'il n'y a pas trace d'inflammation dans le tissu conjonctif qui entoure le ganglion et si parfois il y a périadénite, c'est une rareté.

Les ganglions les plus fréquemment atteints sont par ordre de fréquence les ganglions cervicaux, axillaires, inguinaux, mésentériques, etc.

La structure microscopique est la suivante :

Au 1er stade des altérations la structure générale des ganglions est conservée ; les follicules et les cordons médullaires sont agrandis et enveloppés de sinus lymphatiques plus larges qu'à l'état normal.

A une période plus avancée, à la période d'état pour ainsi dire, les lésions sont les suivantes :

La capsule fibreuse est épaissie ainsi que les cloisons.

Le parenchyme présente un réticulum à grosses trabécules plus épaisses qu'à l'état normal, manifestement fibreux, renfermant dans son épaisseur quelques cellules fixes à noyau allongé et grêle et tapissé de grosses cellules endothéliales à noyau ovoïde, vésiculeux, présentant une enveloppe colorée et plusieurs amas nucléïformes de chromatine de grandeur inégale.

Ces cellules endothéliales sont souvent à l'état d'hypertrophie ; leur noyau est aussi très hypertrophié et présente les caractères de la division suivant plusieurs modes (segmentation directe, karyokinèse).

Dans les mailles arrondies du reticulum on rencontre des cellules du type endothélial, à gros noyau ovoïde et protoplasma abondant mais détachées de la paroi et devenues sphériques et libres ; on rencontre encore dans l'intérieur du parenchyme des cellules géantes, des lymphocytes, des leucocytes polynucléés.

Tout ce parenchyme est riche en vaisseaux sanguins ; ces vaisseaux ont une paroi composée d'un endothélium à gros noyau proéminent dans la lumière et souvent en division par segmentation directe et d'une tunique adven-

tice contenant également deux ou trois traînées concen-
triques de grosses cellules.

Les sirus sont élargis renfermant des cellules à gros
noyau ovoïde et à protoplasma granuleux ; ce sont des
cellules endothéliales de la paroi lymphatique hypertro-
phiées et souvent en prolifération.

Au niveau de la capsule les mailles réticulaires deviennent plus serrées, plus étroites? les lymphatiques disparaissent et s'aplatissent et paraissent devenir eux-mêmes
fibro-plastiques et plus tard sclérosés.

Les mêmes organes lymphoïdes qui sont hypertrophiés
dans la leucémie le sont également dans l'adénie.

RATE

La rate peut être prise isolément (Lymphadénie splénique. Woillez, Muller, Landouzy, Strumpell, Banti, Potain, Debove, Bruhl) ou en même temps que les ganglions.

La rate est volumineuse à peu près dans le tiers des
cas ; elle paraît moins souvent atteinte que dans la leucémie, mais surtout elle présente rarement le volume
énorme qu'elle atteint souvent dans cette maladie.

La rate est volumineuse, augmentée de poids, adhérente
ou non aux organes voisins, molle ou dense, carnifiée,
ayant conservé sa forme, de teinte rouge violacé ou grisâtre, parsemée de taches laiteuses ou de noyaux grisâ-
tres ou blanchâtres de volume variable ; à la coupe l'aspect est lisse, luisant, sec, la consistance est augmentée,
le tissu est friable, à l'intérieur et à la surface de section
on reconnaît l'existence de petites tumeurs déjà signa-
lées, formées par du tissu lymphoïde.

Le tissu lymphoïde dans la rate se développe comme
partout ailleurs sous ses deux formes (tissu lymphoïde
typique et métatypique).

L'examen microscopique de la rate fait à un faible
grossissement fait voir que les coupes sont occupées par

des tumeurs lymphadéniques de dimensions très variables et des tractus fibreux.

Les tumeurs sont bien distinctes du parenchyme environnant et prennent naissance soit aux dépens des corpuscules de Malpighi soit dans les cordons pulpaires.

Les cordons fibreux qui s'insèrent à la capsule et contiennent de gros vaisseaux artériels sont notablement élargis et sur quelques points forment des îlots de bandes scléreuses qui sillonnent le parenchyme.

Entre ces tumeurs lymphadéniques et les tractus fibreux, le parenchyme est tantôt le siège, d'une certaine hyperémie avec élargissement considérable des sinus, tantôt il est le siège d'un élargissement fibreux des cordons pulpaires avec amoindrissement des sinus.

A un examen à un plus fort grossissement, les tumeurs ganglionnaires se composent d'un réticulum fibreux à trabécules assez épaisses et circonscrivant de larges alvéoles.

De grandes cellules endothéliales riches en chromatine tapissent ces alvéoles, toutes les grandes cellules sont libres dans l'alvéole, et présentent le type des cellules géantes de la rate chez les animaux jeunes ; les lymphocytes sont en nombre considérable disséminés dans l'intérieur et sur les parois de l'alvéole.

Les travées semblent subir une transformation scléreuse progressive ; le parenchyme offre des territoires hyperémiés, d'autres sclérosés ; les parois des sinus sont revêtues d'une rangée de petites cellules du type lymphocyte provenant évidemment de la prolifération de l'endothélium vasculaire normal, car celui-ci a complètement disparu.

Toutes les parties constitutives de la rate tendent à la sclérose ; d'une part en effet, les cordons fibreux formant la charpente de la glande sont épaissis et divisent la coupe en lobules et sur quelques points, ces cordons fibreux sont le point de départ d'une sclérose envahissante qui pénètre comme des flèches soit dans le parenchyme, soit dans les tumeurs lymphadéniques, en deuxième lieu les tumeurs lymphadéniques présentent une tendance à la sclérose appartenant en propre à leur tissu.

La sclérose peut enfin se développer en larges traînées dans le parenchyme ménagé entre les tumeurs.

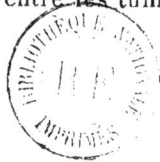

MOELLE DES OS

Certains auteurs, Tédé, Cohnheim, Pepper Zencker ont décrit une lymphadénie osseuse pure comparable à la leucémie osseuse ; mais beaucoup plus souvent l'altération osseuse est associée à des lésions d'autres organes.

Zahn, à l'autopsie d'un malade étant mort après avoir présenté des douleurs rhumatismales et une anémie cachectique, trouva un grand nombre de tumeurs osseuses surtout au niveau des côtes. Les tumeurs avaient détruit le périoste et envahi les muscles. Les tumeurs étaient des tumeurs lymphadéniques pour Zahn.

Ces tumeurs lymphadéniques osseuses proviennent de la moelle osseuse ; elles restent en général limitées au système osseux, mais elles peuvent exceptionnellement envahir les tissus voisins, elles siègent principalement sur les os spongieux, le sternum, les côtes, les vertèbres, le bassin, les épiphyses, etc.

Neumann distingue deux formes de lymphadénie médullaire ; dans l'une, la moelle osseuse présente un aspect verdâtre ou purulent (forme pyoïde), dans l'autre, la moelle est framboisée, de consistance gélatineuse (forme lymphadénoïde). Au point de vue histologique, on note l'infiltration des vaisseaux par des cellules lymphatiques, l'augmentation du tissu réticulé et la disparition des éléments graisseux.

ESTOMAC. INTESTIN.

L'estomac et l'intestin peuvent être atteints dans l'a-
dénie.

Du côté de l'estomac on a noté des érosions, des infil-
trations, des épaississements et des ulcérations.

Du côté de l'intestin les lésions sont plus fréquentes et
plus notables (Béhier, Allingham, Demange, Kelsch,
Barth, Gilly).

L'intestin peut être pris de façon primitive et la mort
peut survenir de ce fait avant toute généralisation ; d'ordinaire l'intestin est pris secondairement.

L'altération peut porter uniquement sur les follicules
clos et les plaques de Peyer qui atteignent parfois un volume énorme ; les ulcérations sont rares et peu profon-
des au niveau des lésions. L'intestin est distendu (forme
folliculo-hypertrophique) ou bien les lésions siègent dans
la couche lymphoïde de la muqueuse et se présentent
sous forme de plaques épaisses, généralement ulcérées,
parfois profondément, (forme hyperplasique diffuse) ou
enfin, il n'existe qu'une seule plaque siégeant de préférence au niveau du duodenum chez l'adulte, et au niveau de l'extrémité de l'iléon chez l'enfant.

L'ulcération est encore ici à peu près constante et pro-

fonde (forme néoplasique). Toutes ces tumeurs sont constituées par un reticulum de tissu conjonctif contenant
dans ses mailles de nombreuses cellules lymphatiques et
des noyaux libres.

Il est de règle que les ganglions mésentériques soient
pris.

En résumé les lésions propres de l'adénie consistent
dans l'hypertrophie du tissu lymphatique, surtout de celui des organes ganglionnaires ; car on ne sait à peu près
rien de l'état des vaisseaux lymphatiques qui aboutissent
aux ganglions ou en sortent ; on n'a pas fait non plus
l'examen de lymphe contenue dans la citerne de Pecquet,
dans le canal thoracique et la veine lymphatique en sorte
qu'on ne connaît pas les modifications pathologiques de
ce liquide.

AUTRES ORGANES.

Tous les organes lymphoïdes ne sont pas atteints sans
exception, on n'a pas relevé dans la plupart des observations des lésions du thymus, des follicules clos de la
base de la langue ; il est bon de remarquer que partout
où il existe normalement du tissu lymphoïde, il peut y
avoir des lésions d'adénie.

D'autre part les productions lymphoïdes peuvent atteindre des organes qui n'en renferment pas normalement ;
elles se présentent sous la forme de petites tumeurs
blanchâtres ou nodules lymphatiques pouvant être isolés
ou diffuser dans les organes (foie, poumons, reins, péritoine, ovaires, le tissu conjonctif sous-péritonéal, la
peau, mycosis fongoïde, (Alibert, Bazin, Ranvier, Gillot,
Landouzy, Debove, Besnier, Vidal, Brocq), le testicule
(Trélat, Malassez, Monod, Terrillon), il s'agit dans tous
les cas de véritables lymphomes, d'une hyperplasie hété-
roplasique du tissu adénoïde et non d'une dilatation vasculaire produite par l'accumulation de leucocytes car il
n'y a pas de leucocytose ; il semble bien, dans ces cas là,
que l'adénie ait quelque chose d'infectieux, ses multiples
localisations dans des endroits souvent éloignés les uns
des autres iraient bien avec cette manière de voir et il

semble qu'il n'y aurait aucune difficulté à rapprocher à ce point de vue là l'adénie du cancer en général.

Le sang sera étudié surtout aux symptômes. Il faut noter encore les exsudats séreux qui peuvent se montrer soit au niveau des ventricules cérébraux soit au niveau des séreuses, enfin les hémorrhagies qui peuvent se montrer dans tous les tissus,

SYMPTOMES

Les signes de l'adénie sont les suivants :

Nous prendrons un cas classique.

D'ordinaire la maladie évolue en deux périodes : période locale, période de cachexie.

1° *Période locale.* — Le premier trouble qui frappe les malades et les porte à aller consulter est le développement de un ou plusieurs ganglions apparents ; parfois un seul ganglion est pris vers le cou soit à la suite d'une irritation locale, soit à la suite d'angine, de carie dentaire etc. Le malade consulte, on donne un traitement ; cela ne fait rien ; la glande augmente, plusieurs ganglions se prennent et parfois même avec beaucoup de rapidité ; le malade devient inquiet bien qu'il soit bien portant, que sa santé ne paraisse pas altérée, que son appétit soit bien conservé et qu'il ne présente aucun trouble sérieux des fonctions de la nutrition.

L'hypertrophie ganglionnaire qui avait commencé le plus souvent par la région sous-maxillaire, se développe bientôt sur les parties latérales du cou, dans le creux axillaire et dans les aines ; il y a plus rarement hypertrophie des ganglions épitrochléens et poplités.

Bientôt par suite du développement des ganglions sous-maxillaires et cervicaux la figure prend un singulier aspect la tête paraît relativement petite et repose sur une masse ganglionnaire que le malade cherche à dissimuler par quelques artifices de toilette ; les mouvements du cou et de la tête sont entravés ; si on examine la région atteinte on voit qu'il n'y a aucun changement de coloration à la peau ; les tumeurs ganglionnaires n'ont contracté aucune adhérence avec les parties voisines ni avec la peau qui reste mobile à leur surface et sans chaleur ; chaque ganglion hypertrophié reste souvent indépendant des ganglions voisins, ou alors ils sont agminés en une masse dans laquelle on sent des ganglions faisant des saillies plus ou moins nettes ; les tumeurs ganglionnaires sont roulantes ; on peut les toucher, les presser, les malaxer même sans déterminer de douleur.

Les ganglions de la région sous-maxillaire se continuent quelquefois sous forme de chapelet avec celles du côté opposé et avec les tumeurs des régions latérales du cou qui peuvent être superficielles ou remonter ou descendre le long de la trachée et des bronches ; quelquefois ces ganglions se continuent au-dessous de la clavicule avec les tumeurs axillaires qui viennent ordinairement quelques mois après le début des ganglions du cou ou qui peuvent précéder (cela est exceptionnel) les ganglions du cou ; ils saillissent peu à peu, deviennent souvent plus volumineux que ceux du cou et finissent par prendre l'aspect à la racine des membres de véritables mamelles auxquelles ces tumeurs ganglionnaires ressemblent beaucoup et par la couleur de la peau et par le lacis de veines bleues qui les recouvrent la plupart du temps ; ces tu-

meurs plus ou moins volumineuses entravent non-seule-
ment les mouvements des bras qu'elles tiennent éloignés
du tronc, mais encore deviennent un obstacle à la circulation veineuse ; aussi n'est-il pas rare d'observer dans ce
cas de l'œdème des mains et des avant-bras ; il peut exister aussi de la compression des nerfs d'où parfois des
douleurs violentes et des phénomènes de parésie ; l'hypertrophie peut envahir les ganglions sous-pectoraux.

Bientôt d'autres ganglions se prennent et l'altération
semble se propager de proche en proche ou en faisant
des bonds.

Dans l'aîne les ganglions acquièrent aussi un volume
très considérable et forment parfois de volumineux bu-
bons. Ils ont les mêmes conséquences c'est-à-dire qu'ils
déterminent de la fatigue dans les mouvements et de la
gêne dans la circulation de retour. Presque toujours les
pieds et les jambes sont œdématiés ; les tumeurs ingui-
nales occupent quelquefois toute l'étendue du triangle de
Scarpa et la main appliquée au-dessus du ligament de
Fallope peut souvent sentir des tumeurs analogues dans
les fosses iliaques.

Bientôt, ou en même temps les ganglions profonds se
prennent ; par le toucher vaginal et rectal on peut sentir
des tumeurs dans le petit bassin ; la palpation abdominale
peut parfois chez les personnes maigres permettre de
constater l'hypertrophie ganglionnaire au niveau de l'an-
gle sacro-vertébral, le long de la colonne vertébrale.
Mais dans un certain nombre de cas l'altération des
glandes abdominales, demeure incertaine étant uniquement déduite de la constatation de symptômes de compres-

sion tels que l'ictère, l'ascite, l'œdème des membres inférieurs. Il ne faudrait pas confondre les phénomènes
d'hydropisie locale, produits par des compressions ganglionnaires avec l'anasarque de la cachexie terminale. Le
gonflement des ganglions thoraciques entraîne des accidents plus ou moins graves, en raison de la compression
de la trachée, des bronches, des nerfs pneumo-gastri-
ques ou phréniques ou même des vaisseaux.

L'atteinte des ganglions du médiastin est difficilement
reconnaissable par l'examen physique des malades ; con-
trairement aux autres tumeurs, les lymphadéniques ont
peu de tendance à chercher une issue au dehors et ce
n'est qu'exceptionnellement qu'a été signalée une légère
proéminence de la poignée du sternum ; la percussion
peut faire reconnaître l'existence de ces tumeurs ganglionnaires lorsqu'elles sont volumineuses ; à l'ausculta-
tion le bruit respiratoire est modifié ; s'il y a simple
compression des tubes bronchiques, la respiration est
rude surtout à l'expiration, le murmure respiratoire est
atteint dans certaines parties ; enfin on a pu constater
une respiration soufflante au niveau des bronches ou de
la trachée et des râles bulleux.

Si les signes physiques des adénopathies médiastinales
sont insignifiants ou peu nets, il n'en est pas de même
des signes fonctionnels qui sont, eux, extrêmement déve-
loppés et fréquents ; il y a de la dyspnée plus ou moins
intense continue ou par paroxysmes, accompagnée ou
non de cornage, de tirage, d'affaiblissement général ou
unilatéral du murmure vésiculaire ; il survient assez souvent des accès de suffocation surtout nocturnes qui obli-

ge nt les malades à passer la nuit dans un fauteuil ; ces
accès, en raison de leur répétition et par suite de l'augmentation progressive de volume, peuvent entraîner la
cyanose, le refroidissement des extrémités, l'asphyxie et
enfin la mort. Dans ces cas la trachéotomie n'est qu'une
opération palliative dont le bénéfice immédiat est même
discutable.

Outre la dyspnée, les adénopathies peuvent occa-
sionner de la toux, coqueluchoïde le plus souvent, des
altérations de la voix, de la dysphonie, de l'aphonie, de
la raucité, et de la voix bitonale, de la dysphagie, de la
congestion pulmonaire, des œdèmes, des palpitations, des
troubles pupillaires selon que l'œsophage, les vaisseaux
ou les nerfs seront atteints.

2° Le gonflement ganglionnaire s'établit d'abord sans que
la santé générale soit notablement affectée ; souvent même
dès l'apparition des premières adénopathies existent déjà
une asthénie marquée et une grande apathie morale (Jaccoud, Labadie-Lagrave) ; la santé générale est d'autant
plus rapidement affectée que la généralisation des tumeurs est plus précoce; la maladie offre alors une marche rapidement mortelle, nous verrons ces cas là quand
nous étudierons la forme aiguë de la maladie; mais en
général cette généralisation exige souvent plusieurs mois
pour se faire.

Les troubles généraux marquent la deuxième étape de
la maladie; l'appareil digestif est d'abord affecté, l'appétit se perd, les digestions deviennent lentes pénibles ; il y
a rarement de la diarrhée ; quelquefois s'observent une
stomatite et une pharyngite fongueuse ; dans le tiers des

cas environ, la rate augmente de volume et parfois elle devient énorme ; le foie peut de même s'hypertrophier.

La nutrition est gravement compromise ; les malades maigrissent, s'affaiblissent et deviennent pâles, les extrémités inférieures s'œdématient, la peau devient le siège d'éruptions érythémateuses, les jambes se couvrent d'ecchymoses ; le pemphigus cachectique n'est pas rare ; les malades peuvent être pris de fièvre qui peut présenter le type intermittent ou remittent ; on a voulu faire de ces accès fébriles des formes spéciales de la pseudoleucémie, sous les noms de fièvre infectieuse, de lymphosarcome à fièvre recurrente ; peut-être pourrait-on rapprocher de ces formes fébriles de la pseudo-leucémie la fièvre ganglionnaire des enfants ; parfois les périodes fébriles sont séparées les unes des autres par des intervalles plus ou moins longs d'apyrexie, comme si à chaque poussée fébrile correspondait une décharge microbienne dans le sang ou une nouvelle infection dans un organe.

Bientôt les sueurs profuses, la fièvre hectique épuisent les malades ; souvent la température centrale s'abaisse, les malades se refroidissent facilement. On a noté des affections concomitantes qui peuvent passer pour des complications. On a signalé le coryza purulent et sanguinolent, sans altération osseuse bien certaine. Quelques malades ont de la bronchite, toussent et expectorent des crachats purulents d'une odeur fétide.

Bientôt la mort survient, après avoir été précédée de phénomènes hémorrhagiques (épistaxis, métrorrhagies, petechies) ou hydropigènes (plèvres, péricarde, péritoine, ventricules cérébraux). Elle peut survenir par suite des progrès de la cachexie mais souvent aussi par une complication ou une maladie intercurrente (pneumonie, pthtisie pulmonaire, diphtérie, compression d'organes importants. La dégénérescence amyloïde des principaux viscères est souvent associée aux altérations pseudo-leucémiques.

Le sang, que nous avons laissé de côté tout à l'heure, ne présente dans les premiers temps aucune altération ; à une époque un peu plus avancée et surtout vers la fin il présente tous les caractères du sang anémique : diminution de l'hémogloburie (Eichorst), déformations globulaires, plaquettes cachectiques. Il faut encore noter la reproduction dans la moelle des os, la rate, les ganglions et le foie des éléments producteurs des erythrocytes ou globules rouges à noyau ; ces éléments sont de grandes cellules à protoplasma finement granuleux, de forme irrégulière quelquefois pourvues de prolongements et qui renferment un noyau unique essentiellement polymorphe ; ce noyau se divise en grains, qui s'entourent chacun d'une portion de protoplasma, servant de centre à des cellules individualisées d'abord incolores, mais différentes des leucocytes ; ces cellules forment des amas que bientôt une pointe capillaire aborde, dissocie dans le plasma sanguin. Alors les éléments se colorent par l'hémoglobine, se multiplient par karyokinèse et passent dans le torrent circulatoire sous forme de globules rouges à noyau ou érythrocytes (Luzet).

Ce qu'il faut noter ordinairement dans le sang dans l'adénie c'est l'absence de leucémie et cela pendant toute l'évolution de la maladie ; parfois mais, très rarement la leucémie apparaît vers la fin de la maladie.

L'urine n'offre pas de modifications notables et l'acide urique n'y est pas augmenté (Eichorst).

MARCHE ET PRONOSTIC

La marche de la speudo-leucémie est plus rapide en
général que pour la leucémie ; cependant il arrive souvent que les premières glandes affectées s'accroissent
lentement, la maladie se limite aux ganglions extérieurs
et la santé générale est peu affectée jusqu'au moment où
la maladie fait des progrès rapides comme s'il s'agissait
d'une infection, les ganglions internes sont atteints et l'a-
némie est aiguë rapidement ce qui se conçoit facilement
puisque le gonflement ganglionnaire compromet ici le
fonctionnement de viscères importants. La marche de cette
affection est en général progressive ; parfois l'affection
peut rétrocéder sous l'influence d'un traitement bien appli-
qué ; parfois les ganglions disparaissent à un endroit pour
apparaître à un autre, comme s'il y avait une sorte de
balancement ; les ganglions diminuent et ont l'air de se
liquéfier au moment ou peu de temps avant la mort.

La durée de la maladie dans les cas aigus est de 2 à 5
mois, on a même cité des cas d'une durée de 2 à 6 semai-
nes ; en moyenne la maladie se prolonge de 1 à 2 ou 3
ans ; la durée moyenne d'après Gowers est de 19 mois.

La durée est courte quand les ganglions du médiastin
sont atteints tôt et acquièrent rapidement un grand dé-

veloppement déterminant des troubles respiratoires et finalement l'asphyxie ; elle est plus longue quand les complications mécaniques sont évitées et quand les hémorrhagies ne se produisent pas. La lymphadénie frappe le plus souvent initialement les ganglions cervicaux ; elle peut atteindre toutefois primitivement les autres ganglions, ceux de l'aisselle, de l'aine, du mesentère ou du médiastin.

Le pronostic de cette maladie est essentiellement variable ; il est toujours grave : il ne semble pas qu'il puisse y avoir de guérison définitive, bien que quelques cas aient été signalés ; le pronostic dépend surtout du degré d'atteinte des ganglions, du siège des ganglions atteints et de la marche plus ou moins rapide de la maladie.

La mort est la terminaison habituelle de cette maladie ; cette mort peut être amenée par différentes causes : cachexie, hémorrhagie, œdème, thrombose, complications, compressions et phénomènes d'asphyxie. Les cas dont on a signalé la guérison sont douteux, bien que le traitement ait paru souvent agir favorablement sur la marche de l'affection.

FORMES

Nous venons de voir un cas typique d'adénie à forme subaiguë et chronique, mais il faut savoir que l'adénie n'évolue pas toujours de la même façon; tantôt elle brûle les étapes pour ainsi dire, c'est l'adénie aiguë, tantôt elle est subaiguë ou chronique, c'est l'adénie de Trousseau et Bonfils.

De même que l'on peut voir dans la leucocythémie, que certaines formes peuvent être accompagnées de localisations anormales dans l'hypertrophie du tissu adénoïde, qui est le substratum de la maladie, de même on peut ranger dans l'adénie certaines lymphadénies sans leucocytose à localisations primitives non ganglionnaires (lymphadénie splénique, anémie infantile pseudo-leucémique, lymphadénie intestinale, lymphadénie amygdalienne, lymphadénie osseuse, lymphadénie cutanée, lymphadénie testiculaire).

Enfin l'adénie, quel qu'ait été au début le siège de son développement, fréquemment se généralise à l'ensemble des groupes ganglionnaires principaux pour réaliser le type décrit ci-dessous; mais il n'en est pas toujours ainsi et on peut la voir se cantonner aux ganglions lésé tout d'abord ou du moins n'en atteindre d'autres que d'une façon discrète (lymphadénie ganglionnaire partielle cervicale, lymphadénie ganglionnair médiastinique, lymphadénie ganglionnaire mésentérique). Il y a donc différentes formes tenant :

1° A la marche ;

2° Au mode de réaction ganglionnaire et au siège central de la maladie ;

3° Au développement de tissu lymphoïde dans d'autres organes que les ganglions.

Nous étudierons successivement ces différentes formes.

1° Formes tenant à la marche de la maladie.

Elles sont au nombre de trois : forme aiguë, subaiguë et chronique (ces deux dernières déjà étudiées) ; la forme aiguë affecte les allures d'une maladie spécifique infectieuse consécutive à un foyer localisé ou d'emblée généralisé en voici quelques exemples :

1° Un homme de 23 ans vigoureux est malade depuis un mois ; cela a débuté par une bronchite avec oppression et expectoration purulente ; à l'examen on note des signes d'induration pulmonaire au niveau du médiastin antérieur et du hile du poumon ; le pouls est petit, affaibli. Mort à la 5ᵉ semaine et à l'autopsie : masse lymphadénoïde au niveau du médiastin antérieur et lymphomes dans le foie et les reins. A l'examen bactériologique, bacilles très petits ne donnant aucune culture (Dreschfeld *British Med. Journal* 1893).

2° Chez un homme de 48 ans début par douleurs fulgurantes dans les membres inférieurs avec affaiblissement des jambes ; cachexie rapide, matité au niveau de la région sternale, hémorrhagies gingivales, fétidité de l'hal'eine, gros foie, vertèbres douloureuses. Mort rapide.

A l'autopsie lymphome du foie et des ganglions mésentériques (Dreschfeld).

3 Homme de 71 ans ayant depuis 5 à 10 jours de l'anorexie et du malaise ; quatre jours avant son entrée à l'hôpital légère tuméfaction des ganglions inguinaux droits; pendant trois jours frissons suivis de fièvre.

Au moment de son entrée à l'hôpital. Etat général bon. Légère augmentation de la région inguinale droite par un amas de ganglions durs indolents. Accès de fièvre à type tierce. Développement les jours suivants d'une longue chaîne de ganglions dans la fosse iliaque puis le long de la colonne lombaire. Bientôt tuméfaction de tous les ganglions sous-cutanés. Rate augmentée de volume ainsi que l'amygdale, diarrhée, épistaxis, quelques macules purpuriques. Proportion des globules blancs aux globules rouges montant en l'espace de *13 jours* de 1/195 à 1/60 ; les ganglions inguinaux droits devenus mous et pâteux dans les derniers jours. Mort *30* jours après le début des accidents.

A l'autopsie tuméfaction des ganglions et de la rate. Broncho-pneumonie avec pleurésie séro-fibrineuse; sang et tissu ganglionnaire renfermant le streptocoque ; cultures ne montrant que micro-organisme (Traversa *Riforma Med.*, p. 26, 5 juillet 1893).

4° Homme de 37 ans prit il y a environ 5 mois de malaise général avec perte des forces et douleurs vagues occupant surtout le thorax et les membres inférieurs ; depuis une quinzaine de jours, tuméfaction des ganglions de la partie latérale gauche du cou, puis des ganglions axil-

laires et inguinaux du même côté et douleurs dans l'épaule
gauche avec irradiations dans le bras.

A l'entrée à l'hôpital œdème du membre avec dilatation des veines sous-cutanées ; température 39 à 39°8.
léger épanchement pleural gauche, foie et rate volumineux, débordant les fausses côtes, ganglions lymphatiques
de la moitié gauche du corps tuméfiés, ceux du côté droit
respectés.

3.120.000 globules rouges pas d'augmentation du nombre des leucocytes. Mort par cachexie 26 jours après
l'entrée à l'hôpital, moins de six mois après le début des
accidents, les cultures du sang et de celles du suc ganglionnaire extraits pendant la vie sont restées stériles.

A l'autopsie, ganglions formant masse de coloration
blanc grisâtre ; à la coupe, liquide citrin jaunâtre dans
la plèvre gauche. Tuméfaction des ganglions péribron-
chiques formant une masse lobulée du volume d'une tête
de fœtus, adhérant à la face postérieure de la poignée
du sternum ne comprimant pas les organes du médiastin ;
à l'examen histologique lymphomes purs (*Grossi Carmine Riforma med.*, p. 62 et 74, 8 et 10 juillet 1893).

2° *Formes suivant le siège initial ganglionnaire de la maladie.*

Il faut noter ici :

1° *La lymphadénie ganglionnaire cervicale* de beaucoup la plus commune et pouvant rester très longtemps
localisée à cet endroit-là.

2° *La lymphadénie médiastinique* qui révèle son exis-

tence par des phénomènes de compression et détermine
habituellement la mort par asphyxie elle amène des modifications de l'état général mais ne permet pas aux malą-
des d'atteindre un état marastique avancé, le plus souvent à un moment de son évolution les ganglions axillaires et surtout les cervicaux s'altèrent dans une légère
mesure et ainsi le diagnostic se trouve facilité.

3° La lymphadénie glanglionnaire mésentérique (Gilbert) se traduit par des vomissements, du météorisme
de l'ascite avec développement de la circulation collatérale et production d'hémorrhoïdes, par de l'œdème des
membres inférieurs et du scrotum ; à la palpation de l'abdomen on peut trouver une masse énorme bosselée pla-
cée au devant de la colonne vertébrale ; la rate peut être
augmentée de volume ; d'autres ganglions peuvent être
pris ou non.

3° *Formes d'après le développement de tissu lymphoïde
dans d'autres organes que les ganglions.*

1° La plus importante de toutes est la *lymphadénie
intestinale* (Gelly) ou mieux mésentérico-intestinale où la
lésion frappe d'abord les follicules clos de l'intestin grêle
et même du gros intestin et de l'estomac puis envahit
de bonne heure les ganglions mésentériques et finalement se généralise aux autres organes lymphoïdes.

Cliniquement ce syndrome morbide se caractérise par
de la diarrhée, un amaigrissement extrême et rapide, la
perte des forces et les œdèmes cachectiques sans albuminurie.

A une époque un peu plus avancée on peut noter de
de l'ascite avec circulation collatérale ; on observe de la
résistance au niveau des tuniques intestinales infiltrées,
parfois on sent une masse bosselée formée par les ganglions mésentériques ; la diarrhée persiste intermittente,
rebelle à toutes les médications, très abondante ; du côté
de l'estomac, pyrosis, renvois, quelquefois vomissements,
langue sale, appétit variable diminué, normal ou augmenté.

Dans le type néoplasique sensation très nette de
tumeur abdominale s'accompagnant de vomissements et
d'ictère si le duodenum est atteint; c'est la seule forme
qui ait été observée chez les enfants.

L'état général est rapidement touché ; la marche en est
lente (plusieurs années) ou rapide (quelques mois). C'est
la forme primitive de la lymphadénie intestinale.

Dans les formes secondaires les symptômes peuvent
passer inaperçus par suite du peu de développement des
lésions.

Le diagnostic de cette lymphadénie intestinale est souvent très difficile; on a pu songer dans la forme rapide,
à la fièvre typhoïde (Kelsch) à de la tuberculose subaiguë
(Cowpland) d'autant plus qu'il peut y avoir alors de la
fièvre des épistaxis, des hématuries et que la rate est habituellement tuméfiée. Le siège de la tumeur dans la fosse
iliaque droite permettra chez l'enfant d'être plus affirmatif.

Dans la forme chronique on pourrait penser à la tuberculose intestinale, mais dans cette dernière maladie la
diarrhée est moins rebelle, moins abondante, moins
précoce, les selles peuvent contenir le bacille de Koch.

2° *La lymphadénie splénique* comprend deux types,

la lymphadénie splénique commune et la lymphadénie
splénique des nourrissons.

a. — La lymphadénie splénique commune, (anémie
splénique de Strumpell et Banti, splénomégalie primitive
de Debove) débute ordinairement, lentement et insidieu-
sement par de la fatigue, de l'essoufflement des palpitations, des phénomènes d'anémie et d'amaigrissement.
Parfois on note des poussées douloureuses vers l'hypo-
chondre gauche s'accompagnant de nausées, de vomissements, de constipation et d'un mouvement fébrile modéré
(38 à 39°, périsplénite). Bientôt la rate augmente de volume, s'hypertrophie progressivement ou par saccades
suivies de temps d'arrêt et parfois de rémissions plus ou
moins prolongées. Bientôt la rate devient très volumineuse, elle devient très appréciable à la palpation de
l'abdomen ; elle a conservé sa forme, elle est lisse régu-
lière ou inégale et a une dureté cartilagineuse ; le foie lui
aussi augmente de volume et dépasse légèrement les dernières côtes ; bientôt l'état général s'altère, il y a une
asthénie considérable avec phénomènes d'anémie ; puis ar-
rivent des vomissements, de la diarrhée, des hémorrhagies, de la fièvre, des œdèmes et le malade meurt cachectique au bout de 2 à 4 ans ou emporté par une complication intercurrente telle que la congestion pulmonaire,
la pneumonie, la périsplénite suppurée ; selon Mosler
elle serait susceptible de se compliquer d'une leucémie
mortelle.

b. — La lymphadénie splénique des nourrissons (anémie infantile pseudo-leucémique de V. Jaksch et Luzet).
Cette maladie a des caractères cliniques fort nets quand

on l'observe à la période d'état : l'enfant a une grande
prostration ; il fuit le mouvement ; il se tient dans le
décubitus horizontal ne criant pas spontanément et ne
paraissant pas souffrir même quand on le prend dans ses
bras ; Le malade extrêmement pâle, apathique, à peau
transparente, est plutôt blanc que cireux ou que grisâtre ;
sa face est replète non ridée, les lèvres sont décolorées
ou à peine rosées ainsi que les conjonctives, la même
pâleur s'observe sur tout le corps ; quelquefois il existe
un léger degré d'œdème aux parties déclives principalement aux jambes ; c'est un œdème mou, fort analogue à
celui des chlorotiques.

Le ventre est développé, proéminent, tantôt uniformé-
ment distendu, tantôt plus saillant dans le flanc gauche,
suivant le volume de la rate ; sa peau est sillonnée de
rares veinules dilatées ; d'ailleurs il n'y a pas de liquide
dans la cavité péritonéale ; la rate est très tuméfiée : elle
a conservé sa forme ; elle est dure, ron douloureuse
excepté si il y a un peu de périsplénite ; elle est dirigée
en bas et en avant et plus ou moins descendue dans l'abdomen ; le foie est aussi augmenté de volume mais modérément ; il est lisse et indolore.

Les ganglions ne sont tuméfiés que lorsque la maladie
très avancée a dégénéré en leucémie.

Les fonctions digestives sont généralement troublées
(gastro-entérite) ; rien du côté de l'appareil respiratoire ;
le cœur et les vaisseaux sont également sains ; on a noté
des épistaxis et parfois des pétéchies.

La température paraît ne pas être influencée directe-
ment par la maladie ; s'il existe de la fièvre elle est ordi-

nairement liée à une complication et plus spécialement à
la broncho-pneumonie ; l'albuminurie et l'urobilinurie ont
été notées dans quelques cas. Il faut encore signaler l'in-
tégrité parfaite de l'appareil locomoteur et l'absence de
troubles nerveux. Le sang présente des lésions dont la
constatation permet seule de faire le diagnostic : diminution des globules rouges, diminution de leur coloration et
de leur volume, léger degré de poïkilocytose, hématoblas-
tes rares, leucocytes entre 30000 et 60000 très variables,
enfin présence de nombreux globules rouges à noyaux
appartenant aux types jeunes c'est-à-dire à gros noyaux
pâles, parfois en division kariokynétique. Une fois consti-
tuée l'affection tend à amener la mort, tantôt elle se trans-
forme en lymphadénie leucémique (T. Jaksch) et alors l'hy-
poglobulie s'accentue, le nombre de leucocytes augmente ;
la tumeur splénique devient plus volumineuse et les ganglions se tuméfient fortement ; tantôt elle se borne à affaiblir
l'enfant qui succombe à une maladie intercurrente (Luzet).

3° *La lymphadénie osseuse ou médullaire* est très peu
connue au point de vue clinique ; tantôt elle simulerait
tout le tableau clinique de l'anémie pernicieuse progressive (Pepper), tantôt au contraire elle prendrait l'aspect
d'un état septicémique particulier avec développement de
bosselures sur les os (Wood), tantôt elle prendrait l'aspect d'une fièvre typhoïde comme dans le cas de Porter
ou avec un état plus ou moins typhoïde, il vit se développer, au niveau du maxillaire droit une tumeur, et au front
des saillies nombreuses semblant dépendre du périoste
avec douleurs dans les os, et dont la nature lymphoma-
teuse fut établie à l'autopsie.

Citons encore le cas de Kahler où la maladie simula
un cas d'ostéomalacie ; dans ce cas survenu chez un
homme de 46 ans la maladie se caractérisa par des douleurs violentes dans les os, par du gonflement osseux et
par une fragilité extrême du squelette, des côtés principalement ; à l'autopsie on trouva de nombreuses tumeurs
lymphomateuses des os.

4° *La lymphadénie amygdalienne* (Demange) ne détermine en tant que lésion locale que les symptômes d'une
hypertrophie amygdalienne souvent uni-latérale ; elle a
jusqu'ici presque toujours siégé du côté gauche.

L'aspect de l'amygdale est grisâtre, cérébriforme ; son
tissu est ordinairement assez friable ; le volume de la
glande peut être assez considérable et déterminer des
accès de suffocation et de la gêne de la déglutition ; seule
l'extension de la maladie aux ganglions cervicaux et axillaires permet le diagnostic ; l'affection au début reste le
plus souvent méconnue ; elle peut être simplement suppo-
sée en dehors de toute autre cause d'hypertrophie amygdalienne ; la marche en est ordinairement rapide et la
mort peut arriver par cachexie, asphyxie ou par complication locale (ulcération de la carotide interne).

5° *La lymphadénie cutanée* (Alibert, Bazin, Landouzy,
Debove, Desnos, Barré, Vidal, Brocq, Kaposi, etc.), ne se
présente pas toujours avec les mêmes caractères symptoma-
tiques. Le type le plus fréquent est le type de mycosis fongoïde dans sa première période qui dure généralement une
à plusieurs années, l'affection ne peut être devinée que par
un médecin particulièrement expérimenté ; elle n'est alors
en effet caractérisée que par des lésions d'apparences

banales : taches congestives, fugaces ou fixes évoluant par poussées, ortiées ensuite, quelquefois hémorrhagiques, petites ou grandes, isolées ou coalescentes, très prurigineuses souvent, pas toujours. C'est la période *eczématiforme.*

La deuxième période ou période de mycosis confirmé est caractérisée par ce fait que la peau s'épaissit au niveau des lésions précédentes ; les plaques eczématiformes deviennent lichénoïdes, irrégulières, mamelonnées, rugueuses, la troisième période ou période de tumeurs succède en général très rapidement à la précédente ; on voit alors en un point quelconque d'une plaque lichénoïde se former une saillie mamelonnée plus ou moins volumineuse généralement hémisphérique, parfois ovalaire, assez souvent irrégulière par la confluence de plusieurs néoplasies voisines.

Ces tumeurs sont le plus souvent d'un rouge vif, parfois d'un rouge sombre, plus rarement d'un blanc jaunâtre ; leur consistance est irrégulièrement ferme ou molle ; tantôt ces tumeurs s'affaissent sans laisser la moindre trace de leur existence, tantôt et le plus souvent elles se ramollissent progressivement et sulcèrent présentant alors un aspect comparé par Vidal et Brocq à celui de la coupe d'une tomate.

Longtemps l'état général reste bon ; mais il finit par s'altérer ; il survient de l'amaigrissement, de la faiblesse, des troubles digestifs, des diarrhées incoercibles, de la cachexie et la mort arrive dans le marasme ou par une complication.

La marche de la maladie n'est pas continue ; à ses

diverses phases on peut voir les manifestations cutanées s'atténuer notablement, mais ces rétrocessions ne sont point durables et l'affection se termine fatalement par la mort après une durée de 5 à 8 ans.

A côté du type classique ci-dessus décrit il existe deux formes particulières.

a. — La forme à tumeur d'emblée, de Vidal et Brocq : « Les lésions sont beaucoup plus circonscrites, n'ont pas le caractère diffus des précédentes, ne sont jamais généralisées si elles sont multiples, ne forment parfois qu'une ou plusieurs tumeurs bien limitées et semblent offrir un caractère de fixité d'autant plus grand qu'elles sont moins nombreuses ; on n'y observe ni période lichénoïde prémonitoire ; loin d'être moins grave que la forme classique, elle arrive peut-être plus rapidement que celle-ci à la terminaison fatale ».

b. — Le type que Kaposi considère comme la véritable lymphadénie cutanée et qu'il a décrit sous le nom de *lymphodermia perniciosa* ; dans cette dernière forme, les téguments peuvent se prendre dans leur totalité ; le malade est d'un rouge bistre de la tête aux pieds ; la peau est infiltrée et donne au toucher la sensation d'un œdème dur, plus ou moins accentué suivant les régions ; par places il se produit de véritables tumeurs aplaties en gâteau ; le prurit est intolérable, la mort survient peu à peu dans le marasme.

c. — La lymphadénie testiculaire frappe les deux glandes simultanément ou successivement ; celles-ci forment des masses ovoïdes, régulières, de consistance élastique, de volume moyen. Les épididymes sont respectées ou ne sont envahies que secondairement.

Bientôt se montrent des productions à distance, notamment dans les ganglions, dans les viscères, etc. L'état général peut être encore satisfaisant au moment de l'apparition de cela; mais bientôt la cachexie s'installe et le malade meurt plus ou moins rapidement.

DIAGNOSTIC

Le diagnostic est généralement facile, si le développement ganglionnaire présente une certaine généralisation, cette circonstance permet de diagnostiquer la maladie avant l'apparition de la cachexie ; il suffit pour cela que le volume des ganglions dépasse celui qu'il atteint dans la syphilis.

L'adénite aiguë inflammatoire ou par lésion cutanée sera facilement diagnostiquée par la douleur, la chaleur et la rougeur des téguments à son niveau et par son évolution rapide tendant à la suppuration.

L'adénopathie syphilitique a pour elle les commémoratifs, son indolence, son siège particulier (nuque, région rétro-mastoïdienne) ; elle est rarement généralisée.

Les ganglions scrofuleux atteignent parfois, il est vrai, un volume très considérable, mais la généralisation n'est pas la même ; le gonflement volumineux des ganglions axillaires ou inguinaux est rare dans la scrofule ; celle-ci se distingue en outre par l'existence d'affections scrofuleuses antérieures ou concomitantes, par la suppuration fréquente des ganglions.

Le cancer ganglionnaire est rarement primitif ; il succède à un cancer viscéral et se limite pendant longtemps au groupe des glandes auxquelles aboutissent les vaisseaux lymphatiques de l'organe atteint et ils sont durs et douloureux ; ce sont ensuite les ganglions voisins qui sont affectés.

Quant au sarcome, au lymphosarcome des ganglions on n'observe pas la même distribution générale que pour la pseudo-leucémie.

Il semble qu'il faille faire, jusqu'à nouvel ordre, une distinction entre l'adénie et la fièvre ganglionnaire des enfants. Dans ce cas il s'agit d'une hypertrophie ganglionnaire plus ou moins généralisée, due à la présence de micro-organismes variables dans les ganglions ; on y a trouvé le staphylocoque, le streptocoque et même le bacille de la tuberculose ; ces formes morbides peuvent également avoir une marche grave, mais elles peuvent aussi guérir. Faut-il les considérer comme une entité morbide à part, ou les faire rentrer dans l'adénie ? C'est ce que l'avenir apprendra quand les observations avec examen bactériologique auront été plus multipliés.

L'engorgement leucémique se distingue immédiatement par les résultats de l'examen microscopique du sang, par la présence de l'acide urique dans les urines. Jolles a fait voir la fréquence de la nucléo-histone dans les urines des pseudo leucémiques.

Dans quelques cas le diagnostic devient fort difficile, lorsque, par exemple, les ganglions profonds sont seuls affectés, l'aspect clinique est très variable suivant l'organe affecté secondairement et cela peut être pris soit pour une tumeur intra-thoracique ou intra-abdominale. La lymphadénie splénique commune pourra être confondue avec les spléno-mégalies de l'impaludisme, de la dégénérescence amyloïde, de la syphilis, certaines cirrhoses, l'epithélioma de Gaucher et les kystes hydatiques.

Chez le nourrisson la syphilis héréditaire et le rachitis s'accompagnent souvent d'une splénomégalie notable à la façon de la lymphadénie splénique.

La lymphadénie intestinale, dans ses formes hyperplasique diffuse et folliculaire, simule la tuberculose intestinale ou la fièvre typhoïde ; dans sa forme néoplasique elle est ordinairement prise pour un épithélioma intestinal.

La lymphadénie de l'amygdale a pu être confondue avec un épithélioma ou un chancre de l'amygdale.

Au début le mycosis fongoïde donne presque toujours lieu à un diagnostic erroné ; on croit à un eczéma sec. Plus l'affection progresse et moins le diagnostic devient difficile ; la question du lichen se pose à la deuxième période, celle de la sarcomatose cutanée à la troisième. Le type à tumeur d'emblée en impose souvent pour un épithélioma ou un sarcome de la peau.

ÉTIOLOGIE

On sait peu de chose sur l'étiologie de la maladie ;
parfois on ne note aucune cause appréciable; on observe
surtout l'affection chez les adultes, avec une prédominan-
ce marquée pour le sexe masculin ; la maladie n'épargne
aucun âge, bien que l'âge moyen paraisse plus souvent
atteint.

L'influence de l'hérédité paraît nulle ? Bien que la scrofule ou la tuberculose provoquent fréquemment des engorgements ganglionnaires on ne voit pas cependant la pseudo-leucémie survenir plus souvent chez les scrofuleux et
les tuberculeux; la syphilis et la fièvre intermittente ont
été incriminées par quelques auteurs, mais ces maladies
sont peu fréquentes dans les antécédents des malades.

Quelques cas établissent par contre que les irritations
lymphatiques prolongées peuvent prédisposer, ou du moins
préparer le terrain de la pseudo-leucémie. Trousseau a
fait ressortir la part qui revient aux lésions des muqueuses et de la peau, dans la genèse de l'hyperplasie ganglionnaire ; il cite, par exemple, quatre cas où l'engorgement des ganglions sous-maxillaires avait eu pour point
de départ une tumeur lacrymale, une otorrhée, un coryza.

Chapus   4

NATURE DE LA MALADIE ET PATHOGÉNIE

Nous arrivons à un grand chapitre dans notre travail, la pathogénie de cette affection, la nature de l'adénie et ses relations avec la tuberculose, l'impaludisme, la leucémie, l'anémie pernicieuse progressive. Dickinson a rapporté deux observations de lymphadénie survenue chez des tuberculeux; à l'autopsie on trouva les lésions de la tuberculose et celles de la lymphadénie, les deux se présentant avec un aspect caractéristique; aussi l'auteur conclut-il à une liaison entre les deux processus.

Cette combinaison a été observée par d'autres auteurs mais leurs observations sont moins probantes et il semble que la tuberculose ne joue ici que le rôle de cause provocatrice.

La fièvre intermittente est notée bien moins souvent chez les pseudo-leucémiques que chez les leucémiques; cependant Virchow accepte une relation très notable entre les deux maladies.

La leucémie ne diffère guère de la lymphadénie que par l'augmentation des globules blancs; l'identité des lésions marche de pair avec la similitude presque complète des symptômes et de l'évolution. Aussi a-t-on voulu assimiler les deux processus que Jaccoud a réunis sous le nom de diathèse lymphogène.

Demange s'est rangé à cette conception ; la leucémie est pour lui effet et non cause ; c'est un symptôme tout à fait accidentel ne créant pas plus l'unité morbide que l'albuminurie et la glycosurie qu'on a observées plusieurs fois.

Wunderlich tout en admettant qu'il s'agit d'affections identiques dans leur essence, les regarde comme diffé-rentes dans leur genèse ; la leucémie est une maladie primitivement généralisée ; la pseudo-leucémie est une maladie primitivement locale qui se généralise par le sang.

On a publié plusieurs observations dans lesquelles la pseudo-leucémie s'est transformée en leucémie (Mosler, Lion, etc.). On ignore les raisons physiologiques de cette leucocytose ; on avait cru pouvoir établir un rapproche-ment entre la pseudo-leucémie et la leucémie en raison de ce fait que, dans la dernière période de la leucémie, les globules blancs ont perdu leur faculté de se transfor-mer en globules rouges et de pouvoir émigrer.

Cohnheim a admis que dans les cas de lymphadénie l'absence de leucocytes tiendrait à ce que la marche serait trop rapide pour que les globules blancs prove-nant des ganglions aient le temps de pénétrer en nombre assez considérable dans le sang. Pour expliquer l'absence de leucocythose l'hypothèse de Cohnheim est notoirement insuffisante, car la durée des cas absolument chroniques laisse un temps suffisant au développement des leucocy-tes (Wunderlich, Eichorst). On pourrait plus facilement

supposer que les voies lymphatiques sont altérées de
telle sorte que les cellules lymphatiques ne peuvent plus
arriver dans le sang. A l'appui de cette hypothèse on a
décrit dans quelques cas une oblitération des lymphatiques au voisinage des ganglions tuméfiés, mais il est difficile d'attacher une grande valeur à ce fait, car on a constaté d'autre part qu'il pouvait exister une dilatation anormale des vaiseaux lymphatiques. Il faut tenir un grand
compte dans tout cela des recherches de Jolles qui a
constaté dans les urines des pseudo-leucémiques la présence de la nucléo-histone, substance constitutive essen-
tielle des leucocytes.

Les dualistes (Trousseau, Eichorst, Brocq) s'appuient
surtout sur les résultats des analyses des urines; tandis
que dans la leucémie l'acide urique est constamment
augmenté (Laache, Salkowski). Dans la pseudo-leucémie
il est toujours moins abondant qu'à l'état normal cependant Jolles a constaté dans une urine de pseudo-leucémique une augmentation de l'excrétion de l'acide urique
et des bases de xanthine comme cela se voit dans l'urine
des leucémiques.

Il ne faut donc pas, quand on juge les rapports de la
leucémie et de la pseudo-leucémie ou adénie; se montrer trop absolu; ces deux affections se touchent par
plus d'un point; à mesure que les observations précises
se multiplient, les cas de transition deviennent plus fréquents.

En outre sousle nom d'adénie, de pseudo-leucémie, on a
certainement décrit des choses dissemblables; pour Vir-

chow, beaucoup de cas de pseudo-leucémie ne sont que des exemples de lymphosarcome.

Quoique ayant des traits communs le lymphome et le lymphosarcome n'en ont pas moins des limites précises.

Le courant actuel semble favorable au démembrement de la pseudo-leucémie en un certain nombre d'affections de cause et de nature différente ayant pour point commun d'atteindre les organes de l'hématopoièse, ce qui explique et la gravité connue de leur pronostic et l'analogie de leur aspect symptomatique.

Le cas récemment étudié par Brentano et Tangl est fort intéressant à ce point de vue ; chez un sujet ayant succombé après avoir présenté le tableau habituel de la lymphadénie commune, ces auteurs trouvèrent à côté de lésions intestinales de nature tuberculeuse, des altérations ganglionnaires dans lesquelles des examens répétés ne firent trouver aucune trace de tuberculose ; il s'agissait de lésions lymphadéniques aussi nettes et aussi pures que possible ; l'examen bactériologique fut négatif, cependant l'inoculation aux cobayes fut suivie de tuberculisation.

Depuis on a noté la coïncidence fréquente de tuberculose et de pseudo-leucémie (Watezold, Askanacy, etc.,). Il faut se demander à l'examen de ces faits, s'il n'y a pas là plus qu'une coïncidence ; il semblerait que la tuberculose peut évoluer sous le masque de la pseudo-leucémie sans donner lieu à la production de tubercules ou de lésions caséeuses.

De là à supposer que tous les cas de pseudo-leucémie sont fonction de tuberculose, il y a loin ; mais il semble probable qu'un certain nombre de cas et peut-être, même, les plus nombreux relèvent d'un processus infectieux.

Il s'agirait tantôt de tuberculose évoluant sans donner naissance à des lésions présentant les caractères des lésions communes de la tuberculose mais néanmoins bacillaires et virulentes (inoculation) ; tantôt d'infections diverses, simples ou mixtes, tantôt enfin de lésions malariques.

Dans d'autres cas on se trouverait en présence soit de lymphosarcome (Virchow), soit du même processus que celui de la leucémie qu'on verrait souvent apparaître à une période tardive (Virchow, Frankel).

Citons avant de finir les rapports de l'adénie avec d'autres maladies, l'opinion de Holtz qui croit à l'identité absolue de la pseudo-leucémie et de la leucémie en se basant sur une double observation faite sur un frère et sur une sœur habitant à distance l'un de l'autre, l'un âgé de 60 ans, l'autre de 57 ans et pris simultanément des symptômes de pseudo-leucémie ; au bout de 6 ans la femme succombait à de la néphrite interstitielle avec œdème cérébral, tandis que l'homme survécut deux ans et eut enfin de la leucémie.

Au point de vue anatomo-pathologique il est difficile d'assigner à la pseudo-leucémie sa place en pathologie s'il s'agit d'une production hyperplasique simple, de lymphomes dans les ganglions atteints ; la nature de l'affection devient d'une interprétation plus difficile si l'on prend en considération la généralisation et la malignité ; c'est ce qui explique pourquoi certains auteurs ont rangé cette maladie dans les affections cancéreuses (carcinome dermoïde de Schultz) : Virchow fait de ces tumeurs des lym-

phosarcomes et distingue une forme molle et une forme
dure, mais cette distinction ne présente aucun intérêt clinique, les deux formes étant souvent confondues sur le
même sujet, la différence ne provient que de la densité
du tissu hyperplasié qui renferme du liquide entre ses
mailles.

Aujourd'hui une nouvelle notion s'est fait jour : la notion de l'infection ; l'adénie serait une maladie infectieuse.
Autrefois on s'appuyait pour défendre cette idée d'infection
et en l'absence de renseignements bactériens sur les ana-
logies anatomiques et cliniques qui existent entre la lymphadénie et les maladies infectieuses en général ; il n'était
pas jusqu'à l'étiologie qui n'eût été mise à contribution dans
ce sens puisque nombre d'auteurs avaient pu vérifier la
justesse de ce fait déjà signalé par Trousseau, c'est-à-dire
l'existence avant l'apparition des premiers symptômes, de
lésions ulcéreuses siégeant de préférence sur les muqueuses du nez et de la bouche, alors que les premiers phénomènes ganglionnaires, dans ces cas, se faisaient précisément dans les ganglions lymphatiques du cou.

Nul doute que dans d'autres circonstances, de sembla-
bles ulcérations aient pu exister en dehors des lieux que
nos moyens d'investigation ordinaire nous permettent d'ex-
plorer.

Leber le premier semble avoir entrevu la possibilité de
voir dans la leucémie une manifestation de l'infection. Après
lui vinrent Ebstin, Steimbrugge, Litten, Guttmann, Nobel,
qui firent voir que la marche des accidents semblait bien
indiquer l'infection. Netter admettait une analogie entre les
lésions lymphadéniques et les lésions infectieuses ; enfin

un certain nombre d'auteurs croyaient pouvoir citer des cas de contagion : la coexistence de la même maladie dans des familles (Casati : 1 enfant, le père, la mère ; Bienner chez deux sœurs), etc. Obralskow cite le cas d'un chirurgien qui prend la maladie et y succombe rapidement après avoir donné ses soins à un leucémique atteint de forme aiguë à qui il avait fait un tamponnement pour hémorrhagie et dont il avait examiné le sang et les urines.

Enfin des résultats positifs fournis par l'examen bactériologique des humeurs ou des tissus, ont été obtenus de différents côtés ; mais les résultats ne sont pas concordants ; à côté de faits positifs il y a des faits négatifs.

Il semble qu'ici il ne s'agisse pas du processus commun à des infections diverses mais d'un processus à infections particulières modifiées soit par la qualité du germe soit par le terrain organique sur lequel celui-ci se développe ; soit par la localisation du processus infectieux sur tel ou tel tissu, sur tel ou tel système organique, soit par des conditions de vitalité inhérentes au germe et qui nous échappent actuellement.

C'est qu'en effet, à part un certain nombre de microbes particuliers dont les auteurs ont défendu peut-être à tort la spécificité, la plupart des observateurs n'ont recueilli que des microbes vulgaires, pyogènes et qui précisément dans le cas de lymphadénie ne montrent plus cette propriété de former du pus, (il faut en excepter un cas décrit par Lesage, d'adénie qui a suppuré sous l'influence du bacille d'Eberth). Il s'agit bien évidemment d'une virulence modifiée, d'une manière d'être différente dans les propriétés chimio-biologiques du germe sur les tissus vivants, étant admise bien entendu et péremptoirement, la nature infectieuse de la lymphadénie (Barbier).

La théorie infectieuse de l'adénie, qui semble bien démontrée aujourd'hui, repose sur deux sortes d'arguments qui sont : 1° rationnels ; 2° bactériologiques.

1° Arguments rationnels.

a. — Alternatives d'amélioration et de progression dans le cours de la maladie.

b. — Généralisation avec abondance et fantaisie, soit par contiguité, soit par continuité, soit par transport au loin par une sorte de processus emboligène.

c. — L'amygdale est souvent la porte d'entrée de cette infection, ou bien une ulcération de la peau ou des muqueuses.

d. — La marche de l'adénie est irrégulière, progressive comme avec les néoplasmes.

e. — L'évolution en est parfois extrêmement rapide et tue comme une septicémie.

f. — La fin a beaucoup d'analogie avec les maladies d'origine septicémique.

2° Arguments bactériologiques et anatomiques.

a. — Les lésions des organes analogues à celles que l'on voit dans les maladies infectieuses.

b. — L'infection d'abord localisée va se généralisant rapidement sur les divers ganglions; Le lymphadénome a été trouvé d'origine infectieuse (Delbet) ; la lymphadénie peut être d'origine tuberculeuse (Drentaus, Tangl).

c. — Les preuves bactériologiques sont venues aider à la théorie de l'infection.

1° Parfois les résultats de l'examen des organes ou du sang au point de vue bactériologique ont été négatifs. Il faut citer à ce point de vue les examens de Hofftein, d'Ebstein, de Muller, de Laulenburg, de Trojé, de Litten, de Wehsemeyer, de Guttmann, de Michel Dansac) de Westphal, de Fuchs et Kohn, de Schmidt.

Les essais de culture n'ont également rien donné à Ebstein avec le sang, à Westphal et Guttmann avec des fragments de rate, à Tricomi avec le sang, la rate et la moelle des os, à Litten et Troje avec le sang.

2° Parfois les résultats ont été positifs ; les microbes ont été vus et non déterminés, il faut citer ici les noms de Klebs ; Mac Gillavry, Osterwald, Mayet (sang), Spilling (rate) Byron Bramwell (ganglions) Saint-Klein, Majocci et Piccini (vaisseaux du foie et ganglions lymphatiques).

Il s'agissait dans tous ces cas de formes analogues aux staphylocoques, aux streptocoques, aux bacilles, etc.

3° Parfois les résultats ont été positifs les microbes ont été vus et déterminés. Maffucci et Traversa ont isolé dans les ganglions le streptocoque pyogène, Bonardi dans deux cas de lymphadénie splénique isole le staphylocoque doré et blanc.

Hewelt l'isole dans le sang, Roux et Lannois dans le sang et le suc ganglionnaire.

Hinterberger rencontre dans le foie et les ganglions

lymphatiques le streptocoque et le staphylocoque. Combemale retire des ganglions lymphatiques le staphylocoque blanc.

Verdelli cultive le staphylocoque blanc et doré venant
de ganglions. Lesage retire d'un cas d'adénie le bacille
d'Eberth ; Longuet et Delbet dans un cas de lymphadénie
ont isolé le pneumocoque. De Grandmaison dans un ganglion isolé, non suppuré a isolé le staphylocoque.

4º Parfois les résultats ont été positifs et on a retiré
des organes des micro-organes soi-disants spécifiques.

Kelsch et Vaillard isolent et étudient un bacille obtenu
par ensemencement du sang, du foie, de la rate, et des
ganglions, c'est un bacille court, épais, se colorant à ses
deux extrémités et pathogène pour le lapin qu'il tue rapidement.

Palowsky a observé et cultivé un autre bacille qu'il
rencontre dans le foie, la rate, les ganglions lymphatiques
l'intestin, le poumon, les reins, le cerveau, la moelle ; qui
ne pousse ni dans le bouillon ordinaire ni sur gélatine,
ni sur gélose, ni sur sérum gélatiné à l'état anaérobie ;
mais on peut cependant en obtenir des cultures assez
abondantes au bout de 10 à 15 jours dans le bouillon de
viande additionné de sérum sanguin ; on peut alors l'ense-
mencer sur agar glycériné ; il se distingue du bacille décrit par Kelsch et Vaillard en ce qu'il n'est pas en anaérobie et n'est pas pathogène pour le lapin.

Les inoculations des humeurs et des tissus de malades
atteints de pseudo-leucémie n'ont pas réussi dans la
plupart des cas ; il y a peut-être là question d'immunité ;

il faut aussi savoir que les animaux de laboratoire pren
nent difficilement cette maladie.

D'après Wehsemeyer le choix du lapin comme sujet à
expérimenter, est mauvais ; car d'après lui cet animal
semble jouir d'une immunité absolue vis-à-vis de la lym-
phadéi ie ; il n'y a pas, dans la médecine vétérinaire, un
cas, à sa connaissance, où la leucémie se soit développée
spontanément chez les animaux de cette race. Parmi les
rongeurs, Ebert n'en cite qu'un cas chez une souris ;
c'est surtout chez les carnassiers qu'on l'observe et en
particulier chez les vieux chiens, les porcs, les bœufs, les
chevaux.

Mosler, Nette, Dollinger ont inoculé sans succès du
sang, du suc de rate par injections intra-veineuses, Ecken-
busch, Mosler n'ont rien obtenu.

L'inoculation multiple de sang défibriné, dans le tissu
cellulaire, dans le sang chez des singes n'a pas donné
de résultats à Nette.

L'inoculation de suc ganglionnaire pratiquée par Troje,
Litten, Cadiot, Gilbert, Roger, n'a rien produit. Delbet a
pu reproduire une lymphadénie ganglionnaire généralisée chez un chien ; ayant retiré du sang d'une rate, un
bacille, il l'a cultivé et a injecté la culture à un chien ;
cet animal un mois après était atteint de lymphadénie
généralisée ;

Il a fait des cultures avec les ganglions de ce chien et
a constaté qu'ils contenaient à l'état de pureté le bacille
inoculé.

Brigidi et Piccoli ayant retiré d'un cas d'adénie, un
microbe analogue au staphylocoque l'injectèrent aux

animaux, ce microbe a produit une fois de la nécrose, une autre fois un noyau dur, long à disparaître, constitué par une hémorrhagie environnée de tissu induré, une troisième fois un petit foyer de suppuration.

TRAITEMENT

Le traitement doit être surtout médical. Hygiène rigou-
reuse, arsenic à fortes doses, traitement chloruro-sodique
et ioduré à l'intérieur et à l'extérieur. Eaux minérales de
Lavey, Kreusnach, de Salies, de Salins, de St-Nectaire, de
Saxon.

Ne pas négliger l'état général : sirop d'iodure de fer,
huile de foie de morue, inhalation d'oxygène, opothérapie
ingestion de moelle osseuse, de rate. Ne pas non plus
négliger le traitement local : douches, massages, bains
salés, compresses salées, résolutives, aux eaux mères de
Salies, cataplasmes de farine de moutarde et de savon
noir, injections dans les ganglions de solution arsenicale
ou de solution iodo-iodurée.

Faut-il extirper les ganglions ? Cela est très discuté,
mais il est un point qu'il faut bien connaître c'est qu'à la
suite d'une extirpation il y a souvent eu comme un coup
de fouet donné à la maladie et généralisation rapide.

Enfin on devra combattre au cours de l'adémie certaines complications qui résultent de la compression par des
tumeurs ; c'est ce qui arrive dans les cas de dyspnée cau-
sée par les tumeurs intra-thoraciques ; la trachéotomie
dans ce cas n'est que palliative et ne donne qu'un bénéfice
de peu de durée.

CONCLUSIONS

1° L'adénie est une maladie infectieuse.

2° Il s'agirait tantôt de tuberculose ganglionnaire évoluant sans donner naissance à des lésions présentant les caractères des lésions communes de la tuberculose mais néanmoins bacillaires et virulentes (ce que démontre l'inoculation) ; tantôt d'infections diverses simples (staphylocoque, streptocoque, pneumocoque, bacille d'Eberth, bacilles spécifiques) ou mixtes, tantôt enfin de lésions malariques.

3° Dans les autres cas on se retrouverait en présence soit de lymphosarcome soit du même processus que celui de la leucémie qu'on verrait souvent apparaître à une période tardive de l'affection.

4° La théorie infectieuse de l'adénie repose sur deux sortes d'arguments :

      1° Rationnels.

      2° Bactériologiques et anatomiques.

1°. — *Arguments rationnels.*

a. — Alternatives d'amélioration et de progression des lésions dans le cours de la maladie.

b. — Généralisation avec abondance et fantaisie.

c. — Porte d'entrée du microbe se faisant soit au niveau d'une amygdale soit au niveau d'une ulcération cutanée ou muqueuse.

d. -- Marche irrégulière, progressive.

e. — Evolution parfois très rapide.

f. — La fin de la maladie peut se faire comme celle d'une septicémie.

2° —*Arguments bactériologiques et anatomiques.*

a. — Lésions des organes analogues à celles des maladies infectieuses.

b. — Infection d'abord localisée puis devenant généralisée soit par continuité, soit par contiguité, soit par une sortie de phénomène emboligène.

c. — L'examen bactériologique a été variable.

1° Tantôt les examens ont été négatifs.

2° Tantôt les microbes ont été vus et déterminés (Mac Gillavry, Osterwald, Mayet, Spilling, Braumwell, Majocchi et Picchini.)

3° Tantôt les microbes ont été vus et déterminés.
Streptocoque (Moffucci, Traversa). Staphylocoque blanc et doré (Bonardi, Hevelk, Roux, Lannois, Combemale, Vadelli, Tischer, de Grandmaison). Bacille d'Eberth (Lesage).
Pneumocoque (Longuet et Delbet).
Staphylocoque et streptocoque associés (Hintenberger).
Bacille court épais à extrémités arrondies (Kelsch, Vaillard).
Bacille difficile à cultiver de Pawlowski. Et l'inoculation de produits morbides a été négative dans la plupart

des cas (Mosler, Nette, Dollinger, Troje, Litten, Cadiot, Gilbert, Roger). Delbet avec un bacille pris dans la rate et inoculé à un chien, a reproduit la lymphadénie ganglionnaire et a pu obtenir une culture pure de ce bacille.

BIBLIOGRAPHIE

HODGKINS. — On some morbid appearances of the absorbent glands and spleen. (Med. Chir. Transact. tome XVII, p. 689, 1832).

GRIESINGER. — Leukaemie und pyœmie. (Virch. Arch. 1853).

BONFILS. — Reflex. sur un cas d'hypertr. gangl. généralisée. (Société médicale d'observations de Paris 1856).

LEUDET. — Gaz. médicale p. 743, 1858.

ISAMBERT. — Comptes-Rendus et mémoires de la société de Biologie, 1858.

PAVY. — Case of anœmia lymphatica (Lancet, p. 213, 1859).

HALLÉ. — Bull. de société anatomique, 1861 et 1863.

REKLINGHAUSEN. — Virch. arch. XXX 1864.

HERARD. — Union médicale, p. 196, 1865.

TROUSSEAU. — Cliniq. médic. de l'Hôtel-Dieu tome, III, (1865) et page 609 (1882).

VIRCHOW. — Traité des tumeurs 1865, t. III.

CORNIL. — De l'adénie (Arch. gen. de méd. 1865).

VILKS. — En largement of the lymphatic glands combined (Guy's hosp. 3e série, vol. II, 1866, et ibid vol. V Pathol. transact. XIII).

WUNDERLICH. — Pseudo leukoemie, Hodgkin's Krankheit (Arch. d'Heilk, 1866, page 531).

FÉREOL. — Gaz. des Hôpitaux, 1867.

OLIVIER et RANVIER. — Gaz. méd., Paris, 1868, n. 27.

ZAHN. — Arch. de Heilk, 1874, p. 143.

DEMANGE. — Etude sur la lymphadénie, Th. Paris, 1874.

JACCOUD, LABADIE, LAGRAVE. — Art. leucocyth. et ps. leucémie
(Dict. Jaccoud, 1875).

GOWERS. — Dis at the path. society (Lancet, 27 avril, 1878).

MOSLER. — Art pseudo leukœmie du Ziemssen's Handbuch. d.
spec. Path., VIII, p. III, 1878.

LANCEREAUX. — Tr. d'anatomie pathologique, t. II, p. 547, 1879-
1881.

GILLY. — Lymphadénie intestinale, Th. Paris, 1886.

GUILLERMET. — De l'adénie infectieuse, Th. Paris, 1890.

GILBERT. — Tr. de méd., 1892.

DRESCHFELD. — Maladie de Hodgkins, British med., 1892, 30
avril).

TISSIER. — Pseudo-leucémie, Gaz. des hôpitaux, 23 juillet,
1892.

WESTPHAL. — Pseudo-leucémie, Deut. Arch. f. klin med., LI, I,
1892.

GABBI ET BARBACCI. — Etiologie de la pseudo-leucémie spéri-
mentale, XLVl 5 et 6, 1892.

LESAGE. — Adénie avec suppuration ganglionnaire due au bacille typhique, (soc. de Biologie. 24 déc. 1892.

LUZET. — M. Debove Achard, 1893.

GROSSI CARMINE. — Sudi un raro caso di pseudo-leucemia acu-
ta. (Riforma medica, p. 62-74, 8 et 10 juillet 1892).

LABADIE LAGRAVE. — Maladies du sang, 1893.

TRAVERSA. — Un caso acutissimo di pseudo leucemia linfatico.
(Riforma mèdica, p. 26, 5 juillet 1893).

VERDELLI. — Etiologie de la pseudo-leucemie. (Arch. Ital di
Cliniq. med., XXII, 1894).

BARBIER. — Nature infectieuse de la lymphadénie . (Gaz. heb. Paris, 1894, 3 février).

BRIGIDI ET PICCOLI. — De l'adénie simple. Ziegler's beitrage zu path. Anat. 1895, XVI.

DELBET. — Production expérimentale d'un lymphadénome ganglionnaire généralisé chez le chien. (Acad. des sciences, 1895.

EISENMEYER. — De la pseudo-leucémie. (Wiener klin Wock, 11 juillet 1895).

KATZENSTEIN. — Guérison d'un cas de pseudo-leucémie par les injections arsénicales sous-cutanées. (Deut. Arch. f. 4. clin. med. LV, 1895.

RUDLEN. — Lymphadénie, maladie infectieuse. Th. Lyon, 1895.

AUCHÉ et CARRIÈRE. — Cas de lymphadénie leucémique. Journ. de méd. de Bordeaux, 7 juin 1896.

ALLEW. — Maladie de Hodgkins. Brit. med., 1896.

HALLOPEAU et PRIEUR. — Deux cas de lymphadénie. Tribune médicale, 17 juin 1896.

HAYEM. — Lymphadénie aleucémique avec lipomatose périganglionnaire. Société médicale des Hôpitaux, 5 mars 1896.

MARTIN et MATHEWSON. — Rapports entre la leucémie et la pseudo-leucémie. British J. med., 5 décembre 1896.

DUCLEON. — De la lymphosarcomatose et de la tuberculose hypertrophique méconnue des ganglions lymphatiques. Th. Bordeaux, 1896.

DE RENZI. — La lymphadénie (Gaz. d. Osped., 24 janvier 1897).

STEIN. — Pseudo-leucémie. Wiener Klin. Woch., 5 juin 1897.

RUEDEL. — Un cas de pseudo-leucémie aiguë lymphatique. Deut. med. Woch., 23 septembre 1897.

JACINUS. — Un cas de pseudo-leucémie traumatique. Berlin Klin. Woch., 15 mars 1897.

DE GRANDMAISON. — Adénite épitrochléenne non suppurée produite par le staphylocoque doré. Société de Biologie,
9 octobre 1897.

VIRÈS. — Diathèse lymphogène, lymphodénose (Gaz. des Hôpitaux, 4 déc. 1897).

MORACZEWSKI. — Essais sur les échanges nutritifs dans la
pseudo-leucémie. Arch. f. Path. anat., CLI, 1898.

CASSEL. — Indications thérapeutiques de la lymphadénie. Th.
Paris, 1898.

MENKO. — Deux cas de pseudo-leucémie aiguë. Deut. med.
Woch., 1898, n° 10.

JOLLES. — De l'existence de nucléo-histone dans un cas de
pseudo-leucémie. Zeit. f. klin. med., XXXIV, p. 53, 1898.

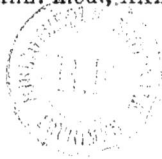

Jouve et Boyer, imp. de la Faculté de Médecine, 15, rue Racine, Paris.

www.ingramcontent.com/pod-product-compliance
Lightning Source LLC
Chambersburg PA
CBHW071305200326
41521CB00009B/1907